# BEI GRIN MACHT SICH IHR WISSEN BEZAHLT

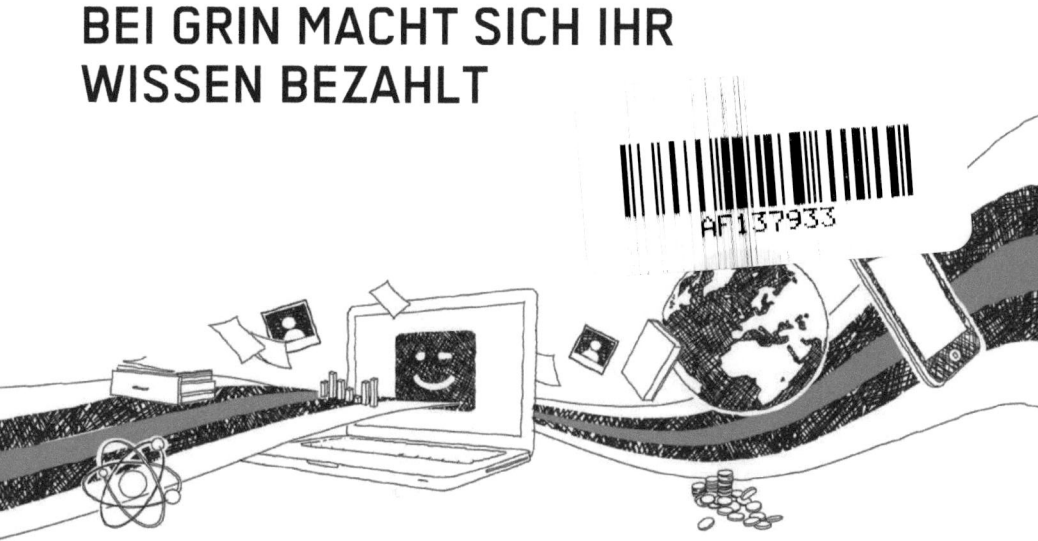

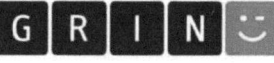

# Psychologie des Gesundheitsverhaltens

Franzisca Meierbeck

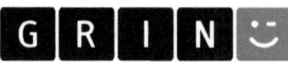

**Bibliografische Information der Deutschen Nationalbibliothek:**

Die Deutsche Nationalbibliothek verzeichnet diese Publikation in der Deutschen Nationalbibliografie; detaillierte bibliografische Daten sind im Internet über http://dnb.d-nb.de abrufbar.

ISBN: 9783346558824
Dieses Buch ist auch als E-Book erhältlich.

Druck und Bindung: Books on Demand GmbH, Norderstedt Germany
Gedruckt auf säurefreiem Papier aus verantwortungsvollen Quellen

Das vorliegende Werk wurde sorgfältig erarbeitet. Dennoch übernehmen Autoren und Verlag für die Richtigkeit von Angaben, Hinweisen, Links und Ratschlägen sowie eventuelle Druckfehler keine Haftung.

Das Buch bei GRIN: https://www.grin.com/document/704197

Deutsche Hochschule für
Prävention und Gesundheitsmanagement
Hermann Neuberger Sportschule 3
66123 Saarbrücken

# Einsendeaufgabe

| | |
|---|---|
| **Fachmodul:** | Psychologie des Gesundheitsverhaltens |
| **Studiengang:** | Gesundheitsmanagement Bachelor of Arts |
| **Datum Präsenzphase:** | 17.09.18 – 19.09.18 |
| **Name, Vorname:** | Meierbeck, Franzisca |
| **Studienort:** | **München** |
| **Semester:** | **2** |

# Inhaltsverzeichnis

# 1 Selbstwirksamkeitserwartung

## 1.1 Definition Selbstwirksamkeitserwartung

Sozial-kognitive Theorien des Gesundheitsverhaltens beschreiben wie soziale und kognitive Faktoren Gesundheit bzw. Krankheit beeinflussen (Dohnke, Müller-Fahrnow, & Knäuper, 2006). Im Rahmen einer dieser Theorien entwickelte/verankerte Albert Bandura das Konzept der Selbstwirksamkeitserwartung, auch Kompetenzerwartung genannt (Dohnke, Müller-Fahrnow, & Knäuper, 2006). Die Allgemeine Selbstwirksamkeitserwartung (SWE) bezieht sich nach Hinz, Schumacher, Albani, Schmid, & Brähler, (2006) auf „die persönliche Einschätzung der eigenen Kompetenzen, allgemein im täglichen Leben mit Schwierigkeiten und Barrieren zu Recht zu kommen und kritische Anforderungssituationen aus eigener Kraft erfolgreich bewältigen zu können." Jedoch stehen weniger die Überzeugungen im Vordergrund, einzelne begrenzte Tätigkeiten vollziehen zu können, als vielmehr die Gewissheit, die eigenen Fähigkeiten für eine erfolgreiche Handlungsausführung integrieren zu können. Wie Bandura 1997 schreibt: "Perceived self-efficacy is concerned not with the number of skills you have, but with what you believe you can do with what you have under a variety of circumstances." (Satow, 1999). Somit lässt sich sagen, dass Selbstwirksamkeit eine wichtige kognitive Ressource ist, um sich erfolgreich durch schwierige Handlungsprozesse zu manövrieren (Schmitz, 2000). Verschiedene Einflussquellen können eigene und stellvertretende Lernerfahrungen aber auch verbale Überzeugungen und Wahrnehmungen physiologischer und affektiver Zustände sein (Abele, Stief, & Andrä, 2000).

## 1.2 Umfrage zur Selbstwirksamkeitserwartung

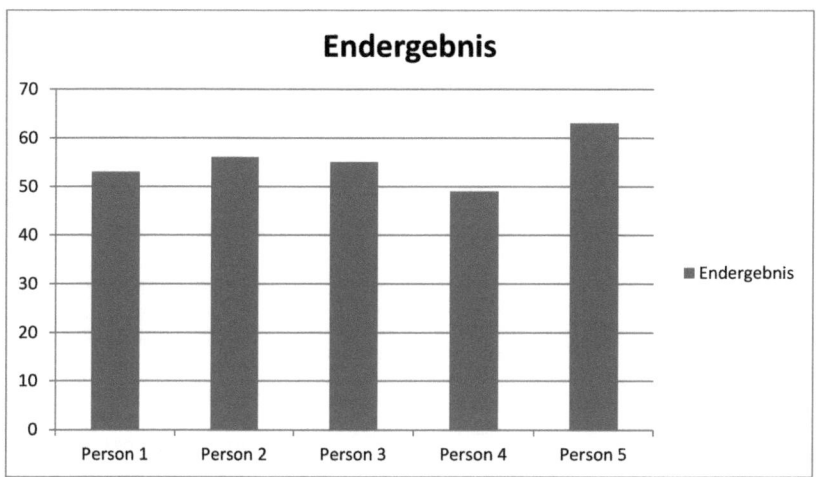

Abb. 1 Umfrage: Selbstwirksamkeitserwartung bei gesunder Ernährung

Die dargestellten Endergebnisse stammen von einer Umfrage bezüglich der Selbstwirksamkeit zur gesunden Ernährung. An der Befragung nahmen zwei männliche (Person 1: 21 Jahre; Person 5: 54 Jahre) und drei weibliche Personen (Person 2: 22 Jahre; Person 3: 30 Jahre; Person 4: 48 Jahre) teil, die insgesamt 18 Fragen zur Selbstwirksamkeit beantworteten. Jeder Antwortmöglichkeit wurde eine bestimmte Punktzahl zwischen eins (= „Gar nicht sicher") und fünf (= „Ganz sicher") zugewiesen und die Summe der Ergebnisse aller 18 Fragen entsprach dem jeweiligen Endergebnis. Die höchste zu erreichende Punktzahl ist somit 90. Zunächst ist dennoch anzumerken, dass die Studie durch die geringe Teilnehmerzahl für eine allgemeine Aussage nicht signifikant genug ist.

Auffällig ist aber, dass die einzige Person, die nicht regelmäßig Sport betreibt (Person 4) die niedrigste Selbstwirksamkeitserwartung aufzeigte. So lässt sich die Aussage treffen, dass sich sportliche bewusste Menschen gesünder Ernähren. Ebenso deutlich ist, dass selbst die Person mit dem besten Endergebnis noch weit entfernt von der zu erreichenden Punktzahl ist. Daraus lässt sich schlussfolgern, dass sich alle Testpersonen gesünder Ernähren könnten, wobei hier zu erwähnen ist, dass die Teilnehmer zuvor keine Schulung über gesunde Ernährung erhalten und somit eine unterschiedliche Auffassung von gesundem Essen haben.

Zusammenfassend lässt sich sagen, dass sich sportlich aktive Menschen gesünder Ernähren als sportlich inaktive und dass sich die Menschen allgemein noch viel gesünder
Ernähren könnten.

## 1.3 Vergleich zweier Studien zur Selbstwirksamkeitserwartung

Tab.1: Dohnke et al (2006) und Schneider & Rief (2007)

|  | Dohnke et al. (2006) | Schneider & Rief (2007) |
|---|---|---|
| Fragestellung(en) | Einfluss von Selbstwirksamkeits- und Ergebniserwartungen auf die Reha-Ergebnisse (Dohnke et al., 2006) | Wie hoch ist der Einfluss verschiedener Therapieerfolge auf die Selbstwirksamkeitserwartung? (Schneider & Rief, 2007) |
| Stichprobe | 1065 Patienten aus 13 orthopädischen Reha-Kliniken; Durchschnittsalter: 64,58 Jahre; 60% Frauen. Mehrzahl Hüftarthrose als Hauptdiagnose (Dohnke et al., 2006) | 316 Patienten der Edertal Klinik; Durchschnittsalter: 47,9 Jahre; überwiegend weiblich (85,1%); Hauptdiagnose: anhaltende somatoforme Schmerzstörung (Schneider & Rief, 2007) |
| Materialien/Test | Fragebogen unter anderem über Ergebnis- und Selbstwirksamkeitserwartungen zu Reha-Beginn, Reha-Ende und sechs Monate nach Entlassung (Dohnke et al., 2006) | Bei Aufnahme und Abschluss der Rehabilitation Untersuchungen hinsichtlich Selbstwirksamkeitserwartungen, Schmerzbewältigungsstrategien, schmerzbedingter und allgemeinpsychischer Beeinträchtigung; Bei Entlassung zusätzliche Befragung mit direkten Therapieerfolgsratings (Schneider & Rief, 2007) |
| Untersuchungsdesign | Längsschnitt- und Querschnittstudie | Feldstudie |
| Hauptergebnisse | Bessere Reha-Ergebnisse am Reha-Ende, je höher die Selbstwirksamkeits- und Ergebniserwartungen am Anfang (Dohnke et al., 2006) | Reduktion der schmerzbedingten und allgemeinpsychischen Beeinträchtigung und Verbesserung der Schmerzbewältigungsstrategien haben einen positiven Einfluss auf die Selbstwirksamkeitserwartung (Schneider & Rief, 2007) |

Beide Studien beschäftigen sich mit der Selbstwirksamkeit von Personen im „Krank-
heitszustand". Die erste Studie von Dohnke, Müller-Fahrnow & Knäuper (2006) untersucht den Einfluss der Selbstwirksamkeits- und Ergebniserwartung der Patienten bei
einer Rehabilitation nach Hüftgelenkseinsatz. Hierzu wurden 1065 Patienten zu Reha-
Beginn, Reha-Ende und sechs Monate nach Entlassung untersucht und befragt. Die Stu-
dienführer entschieden sich für eine Querschnitts- und eine Längsschnittstudie, wobei
sich die Ergebnisse der beiden Untersuchungsdesigns gut ergänzen, da die Längs-

schnittstudie zusätzlich den zeitlichen Aspekt miteinbringt. Es stellte sich heraus, dass die Reha-Ergebnisse besser waren, je höher die Selbstwirksamkeits- und Ergebniserwartungen am Anfang waren. Dies war allerdings auch zu erwarten, da sich Menschen mit höherer Selbstwirksamkeitserwartung automatisch mehr anstrengen. Die zweite Studie von Schneider und Rief (2007) prüfte den Einfluss verschiedener Therapieerfolge auf die Selbstwirksamkeitserwartung der Patienten mit anhaltender somatoformer Schmerzstörung. Hierfür wurden im Vergleich zur ersten Studie lediglich 316 Personen befragt, wodurch die Studie von Dohnke, Müller-Fahrnow & Knäuper (2006) aussagekräftiger ist. Allerdings ist die Studie von Schneider und Rief eine Feldstudie, die unter natürlichen Bedingungen stattfand und somit nicht beeinflusst wurde. Auch das Ergebnis dieser Studie, dass die Reduktion der schmerzbedingten Beeinträchtigung und die Verbesserung der Schmerzbewältigungsstrategien einen positiven Einfluss auf die Selbstwirksamkeitserwartung haben, ist normal, da man die Reduktion von Schmerzen als Erfolg einordnen kann und Erfolge die Selbstwirksamkeitserwartung steigern.

# 2 Literaturrecherche zum Thema Stress

## 2.1 Definition

Was genau ist Stress? Hans Selye definierte Stress als „[…] the nonspecific response of the body to any demand." (Fink, 2010) also eine unspezifische Antwort des Organismus auf jegliche Art von Anforderung. Je nach Situation kann diese als angenehm oder unangenehm aufgefasst werden. So gibt es auch die Unterscheidung in „Distress" (= „schlechter Stress") und „Eustress" (= „guter Stress"), allerdings ist der im Alltag häufig genutzte Begriff „Stress" eher negativ behaftet und wird als Synonym für etwas „Belastendes", „Beanspruchendes" oder sogar „Bedrohliches" verwendet (Hellbrück & Kals, 2012). Stress im Allgemeinen hat verschiedene Bedeutungen und besitzt somit keine einheitliche Definition. Für ein einheitliches Verständnis gilt für die folgenden Seiten die Definition der WHO: „Stress results from a mismatch between the demands and pressures on the person, on the one hand, and their knowledge and abilities, on the other." (Leka, Griffiths, & Cox, 2004)

## 2.2 Theoretische Grundlagen

Generell gibt es drei verschiedene Positionen von Stress: „Stress als Stimulus, als externe Ereignisse für das Individuum, als psychologische Beziehung zwischen Reizen und Reaktionen oder als physische und/oder biologische Reaktion auf die externen Belastungsquellen." (Morrison & Bennett, 2012, S.290; zitiert nach Pieter, 2017, S.145)

In den 1960er und 1970er Jahren entwickelten die Psychiater Holmes und Rahe eine sogenannte Stressskala im Hintergrund der stimulusorientierten Stresstheorie. Jedes Lebensereignis bekommt einen bestimmten Belastungswert zugewiesen (van Dick, 2015) und desto mehr Ereignisse in einem Jahr geschehen, umso höher ist die Wahrscheinlichkeit für gesundheitliche Folgen. (Morrison & Bennett, 2012, S.291/292; zitiert nach Pieter, 2017, S.145) Unabhängig hiervon ist, ob diese positiv oder negativ wahrgenommen werden, zum Beispiel haben auch die Heirat (50 Punkte) oder ein Familienzuwachs (39 Punkte) durchaus erhöhte Stresswerte auf der Skala, da hier das Leben entscheidend verändert wird und diese Situationen ebenfalls eine Anpassung des Organismus verlangen (van Dick, 2015).

Eine weitere bahnbrechende Theorie ist die kognitiv-transaktionale Stresstheorie des Psychologen Larazus. Zum ersten Mal wird hier Stress als eine Verbindung zwischen einer Person und einer Situation betrachtet. Die tatsächliche Auswirkung einer potenziell belastenden Situation hängt nun von der Entgegnung zweier Bewertungen ab: Die erste Stufe, englisch primary appraisal, hinterfragt, ob die Gegebenheit als irrelevant oder als potenziell gefährlich eingestuft wird. Ist letzteres der Fall kann sie entweder als mehr oder weniger positive Herausforderung anerkannt oder als Bedrohung interpretiert werden. Anschließend kommt es zur zweiten Bewertung, englisch secondary appraisal. Hier stellt sich das Individuum die Frage, ob er mit der Situation umgehen kann, das heißt ob die notwendigen Ressourcen verfügbar sind um die Bedrohung zu bewältigen. Diese Bewältigung wird auch Coping genannt (Lazarus & Folkman, 1984, zitiert nach van Dick, 2015).

Darüber hinaus existiert noch eine dritte Theorie, die biologisch-physiologisch orientierte Stresstheorie, die den Stress als körperliche Reaktionsmuster auf innere und äußere Reize charakterisiert. Dabei konzentriert man sich auf zwei physiologische Systeme. Das Hypothalamus-Nebennierenmark-System, welches für die Ausschüttung der Katecholaminen (Adrenalin und Noradrenalin) zuständig ist. Diese versetzt den Körper in eine Situation des Kampf- oder Fluchtverhaltens. Hinzu kommt das Hypothalamus-

Hypophysen-Nebennierenrinden-System, welches durch die Ausschüttung von Kortisol gesteuert wird (Knoll et al., 2011, S. 86).

## 2.3 Entstehung

Keel (2015) bezieht sich bei der Entstehung von Stress auf das dreidimensionale Stressmodell von Robert Karasek und Töres Theorell. Hierbei geht es vor allem um übermäßigen, das heißt krankmachenden Stress. Die drei verschiedenen Dimensionen des Modells sind die Anforderungen, soziale Unterstützung und die Regulierbarkeit. Das heißt also, wenn an einem Menschen hohe Anforderungen gestellt werden, er wenig oder keine soziale Unterstützung zur Lösung seiner Verpflichtungen erhält und selbst kaum Möglichkeiten zur Regulierung dieser Belastung besitzt, dann entsteht Stress.

Wobei Tanghatar (2012) die Entstehung von Stress als etwas komplexer und vielseitiger beschreibt. Da die Menschen heutzutage unter verschiedenen gesellschaftlichen, psychosozialen, kulturellen und wirtschaftlichen Bedingungen aufwachsen und leben, besitzt demnach auch jeder Mensch unterschiedliche Stressoren. Ebenso gibt es bei der Reaktion auf diese Reize erneut große Unterschiede, da sich die Kompetenzen im Umgang mit Stress stark unterscheiden. Ursachen für Stress können demzufolge jegliche Faktoren sein, die uns überfordern und negative Emotionen auslösen, wie zum Beispiel berufliche Belastungen, Erwartungen aus der Umwelt, eigene Erwartungen, Angst, Zeitdruck oder Lärm (Tanghatar, 2012).

## 2.4 Überblick über aktuelle Daten und Zahlen

Verschiedene Statistiken aus Umfragen der Techniker Krankenkasse in Deutschland zeigen, dass sich die Menschen immer öfter gestresst fühlen. Zum Beispiel zeigt eine Befragung aus dem Jahr 2016 mit 1200 Teilnehmern, dass 58% der Befragten das Gefühl haben das Leben sei in den letzten drei Jahren stressiger geworden. Bei den 18- bis 29-Jährigen waren

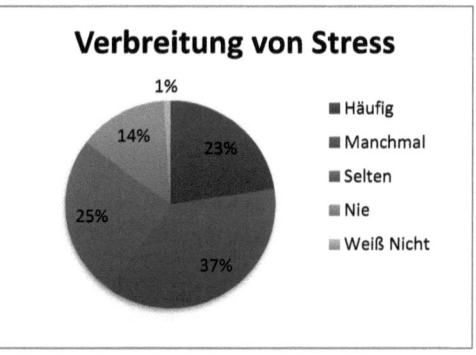

Abb. 2: Stressstudie 2016 (modifiziert nach der TK-Stressstudie 2016c)

es sogar 75% und bei den 30- bis 39-Jährigen 71% (TK, 2016a). Die Stressursachen sind vielseitig und von Mensch zu Mensch unterschiedlich, jedoch lässt sich aus einer Forsa Studie aus dem Jahr 2016 mit 1020 Teilnehmern deutlich erkennen, dass Männer überwiegend von der Arbeit gestresst sind (54% aller befragten Männer) und Frauen demgegenüber meist von den hohen Ansprüchen an sich selbst (TK, 2016b). Das obenstehende Diagramm über die Stressverbreitung in der deutschen Erwachsenenbevölkerung im Jahr 2016 verdeutlicht, dass sich laut dieser Studie, ebenfalls von Forsa durchgeführt, sich 60% der Befragten häufig oder manchmal und lediglich 14% nie gestresst fühlen (TK, 2016c).

## 2.5 Präventions- und Interventionsprogramme zur Reduktion von Gesundheitsrisiken

Im Leitfaden der Gesetzlichen Krankversicherungen 2017 wird bei der individuellen Stressbewältigung zwischen drei Ebenen unterschieden. Die erste Ebene ist das instrumentelle Stressmanagement, indem die Stressoren reduziert oder gar eliminiert werden sollen, zum Beispiel durch die Umorganisation des Arbeitsplatzes. Es kann auf aktuelle Belastungen aber auch präventiv auf die Verringerung oder Ausschaltung zukünftiger Beschwernisse.

Bei einer Änderung der persönlichen Motive, Einstellungen und Bewertungen handelt es sich um das kognitive Stressmanagement, die zweite Ebene. Das Ziel dieser Stressbewältigung ist schematische Bewertungsmuster bewusst zu machen, kritisch zu überdenken und mit Stress vermindernden Bewertungen auszutauschen. Ebenso können hier aktuelle Beurteilungen in konkreten Situationen oder auch situationsübergreifende gewohnte Bewertungen bezogen werden.

Das palliativ-regenerative Stressmanagement ist die dritte Ebene. Essentiell hierfür sind das Gleichgewicht und die Kontrolle der physiologischen und psychischen Stressreaktion. Die Palliation entspricht der kurzfristigen Entspannung einer alarmierenden Stressreaktion und die Regeneration zielt auf die längerfristige Bereitschaft der beständigen Erholung und Entspannung ab.

Darüber hinaus können Entspannungstrainings nicht nur als ein multimodales Stressmanagement sondern auch als eigene unabhängige Maßnahme mit dem Präventionsprinzip „Förderung von Entspannung" betrachtet werden. (GKV-Leitfaden, 2017, Kapitel 5, S.72 & 73)

## 2.6 Konsequenzen für eine gesundheitsorientierte Beratung

Als Konsequenz für eine gesundheitsorientierte Beratung folgt, dass man grundsätzlich nicht wissen kann, ob und wenn ja, warum eine Person gestresst ist. Geht man von einem Gesundheitsmodell wie dem Biopsychosozialen aus, könnte der Stress von drei verschiedenen Ebenen kommen. Um die Gründe für die Belastung herauszufinden erfordert es einen hohen Grad an Empathie und Wissen über die menschliche Psyche. Daher sollte ein Berater meines Erachtens gegebenenfalls mit einem ausgebildeten Psychologen zusammen arbeiten.

# 3 Beratungsgespräch

## 3.1 Einordnung in ein Gesundheitsmodell

### 3.1.1 Einordnung in das Transtheoretische Modell

Das von Prochaska und DiClemente 1982 erstellte Transtheoretische Modell (TTM) der Verhaltensänderung beinhaltet fünf verschiedene Stufen, die sogenannten „Stages of Change", in welchen sich ein Mensch befinden kann, wenn eine Veränderung des Verhaltens statt findet. Die erste Stufe besitzt den Titel „Absichtslosigkeit", auch „precontemplation", da die Person hier keinerlei Absicht besitzt ihr Verhalten in absehbarer Zeit zu ändern. Da Fr. Müller ihr Gewicht reduzieren möchte und ihr lediglich das Wissen fehlt, wie sie ihr Ziel erreichen kann, besitzt sie folglich eine Absicht – die Absicht ihr Gewicht zu reduzieren - und befindet sich nicht in dieser ersten Stufe der Sorglosigkeit. Die darauffolgende zweite Stufe wird mit „Absichtsbildung", auch „contemplation" bezeichnet. In dieser Phase wird sich die Person ihrem Problem bewusst und zieht es ernsthaft in Erwägung das Verhalten in absehbarer Zeit zu ändern (Maurischat, 2001). Allerdings ist sich die Person noch unsicher und noch nicht zu 100% bereit für eine Veränderung. In der nächsten Stufe, „Vorbereitung" oder „preparation" genannt, möchte die Person gezielt in den nächsten 30 Tagen, d.h. sehr bald, Änderungen vornehmen und hat eventuell bereits kleine Schritte, die sie/ihn in Richtung Ziel weiter bringen, vollzogen (Levesque, Gelles, & Velicer, 2000). Da Fr. Müller noch keinen festen Plan zur Umsetzung ihres Ziels Abzunehmen hat, befindet sie sich noch in der zweiten Stufe des Transtheoretischen Modells und somit folglich in der Phase der Intention, auch Zielbildungsphase genannt.

### 3.1.2 Gesundheitspsychologische Ziele der Beratung

Das Überschreiten von der zweiten in die dritte Stufe bezeichnet man auch als „Überschreiten des Rubikon", abgewandelt vom Rubikon-Modell. Diese Metapher stammt aus dem Jahr 49 v.Chr. Damals entschloss sich der Kaiser Julius Caesar mit seinen Legionen den Fluss Rubikon in Italien zu überqueren. Dies galt als endgültige Entscheidung für den Krieg und somit war die Phase des Zweifeln und Abwägens unwiderruflich vorbei. Bei einer Verhaltensänderung nach dem TTM entspricht dies dem Übergang aus der Phase des Abwägens (die zweite Stufe) in die Phase der „verbindlichen Selbstverpflichtung" (die dritte Stufe) (Busch, 2011). Dies ist das Hauptziel der Stufe, in der sich Fr. Müller befindet. Hier soll eine Steigerung des Bewusstseins erreicht werden um unter anderem die Wahrnehmung einer Abwehrhaltung gegen Veränderungen zu erreichen. Ein weiteres Ziel der Phase ist sich ein handlungswirksames Ziel zu erschaffen. Krause & Storch (2006) beschreiben drei Kernkriterien zur Handlungswirksamkeit: 1. Die Person muss ein Annäherungsziel formulieren und nicht etwa ein Vermeidungsziel. 2. „Die Realisierbarkeit dieses Annäherungszieles muss zu hundert Prozent unter ihrer eigenen Kontrolle liegen." Und 3. Das Ziel muss durch einen deutlich beobachtbaren positiven somatischen Marker gekennzeichnet sein, z.b. durch ein Lächeln, wenn die Person daran denkt.

## 3.2 Die Rolle des Beraters

Der Berater nimmt in dieser Situation den Platz eines Begleiters ein. Man soll dabei keine eigenen Ideen entwickeln, sondern den Klienten selbst mögliche Optionen für den richtigen Weg erarbeiten lassen. Im Mittelpunkt steht also die Hilfe zur Selbsthilfe. Der Kunde muss sich eigene Maßstäbe setzen, eigene Werte finden, die für ihn besonders wichtig sind und so die richtigen Lösungen zur Realisierung des persönlichen Ziels erlangen. Der Berater kann lediglich Informationen geben, Bedingungen und Herausforderungen stellen und somit als Handlungsunterstützung agieren.

Im Folgenden werden die ersten Schritte der Beratung aufgeführt und erklärt.

Die Begrüßung ist entscheidend für den weiteren Verlauf des Gesprächs, da der erste Eindruck eine wesentliche Rolle spielt. Aber auch die Vorbereitung ist von großer Bedeutung. Hier unterscheidet man einerseits die organisatorische Vorbereitung, hierunter versteht man das passende Terminmanagement des Unternehmens, so dass der Berater vor dem Gespräch alle benötigten Unterlagen vorbereiten und sich die vorhandenen Informationen über den Kunden einprägen kann. Zum anderen ist auch die mentale

Vorbereitung erwähnenswert, hier ist die Einstellung des Beraters gemeint, sowohl in Bezug auf seine eigene Rolle, das heißt, ob er sich wohl fühlt und von seiner Arbeit überzeugt ist, wie in Bezug auf die Situation, das heißt ob er Spaß dabei hat, sowie hinsichtlich des Kunden die Fähigkeit zu besitzen auf unterschiedliche Kliententypen einzugehen.

Des Weiteren besteht Kommunikation aus einem verbalen und einem nonverbalen Anteil. Laut Röhner und Schütz (2012) beeinflusst die Körpersprache (nonverbal) 93% der Kommunikation, so sollte diese folglich nicht vernachlässigt werden. Die durch die Vorbereitung erlangte innere Sicherheit spiegelt sich dementsprechend auf die äußeren Körpersignale wieder.

Bei der Kontaktaufnahme sind die Persönlichkeit des Beraters und dessen Fähigkeit richtig auf den Klienten eingehen zu können von entscheidender Bedeutung. Hier geht es vor allem darum Sympathie und Vertrauen vom Kunden zu erlangen, da der Klient dies auch auf das Übernehmen übertragen wird. Die eigene Vorstellung mit Namen und den zugehörigen Aufgaben führt zusammen mit einer persönlichen Ansprache des Kunden zu einer positiven Auswirkung auf die Beziehungsebene. Ebenso bringt ein vertrauensvoller erster Eindruck eine positive Einfärbung aller folgenden Handlungen mit sich.

Nach Scholl, Lackner & Grieger (2018) ist für eine erfolgreiche Beratung eine wichtige Eigenschaft eines Beraters die Aneignung von Wissen zur Wirkung von nonverbalem Verhalten, sowie Aufmerksamkeit für nonverbale Signale des Klienten und die Aneignung eines dominant-freundlichen Stils, um eine positive Atmosphäre herzustellen.

Allgemein soll der Berater eine unterstützende Haltung einnehmen, sich in die Gedanken und Gefühle des Klienten hinein versetzen können, den Kunden schätzen und vor allem überzeugen statt überreden können.

## 3.3 Gesprächsverlauf

Im Folgenden wird der Ablauf des Gesprächs mit den verwendeten Werkzeugen dargestellt. Als methodische Vorgehensweise wurden die gesundheitspsychologische und die zielführende Gesprächsführung gewählt. Frau Müller befindet sich gerade bei einem Probetraining im Fitnessstudio.

**Berater:** „Hallo Frau Müller mein Name ist Frau Meierbeck, ich bin hier als Trainer tätig und kümmere mich heute um Sie. Schön, dass Sie bei uns sind. Haben Sie gut hergefunden?"

*-Vorstellung & Erläuterung der Aufgaben der Beraterin, anschließende Frage zum Aufbau einer persönlichen Beziehung*

**Fr. Müller:** „Hallo . Ja das war nicht schwer, Danke."

**Berater:** „Sehr gut. Ich erkläre Ihnen jetzt einmal kurz den Ablauf für heute. Zuerst werden wir uns kurz unterhalten. Anschließend dürfen Sie sich für fünf bis zehn Minuten aufwärmen und darauf folgt das eigentliche Probetraining für Sie auf der Trainingsfläche. Ist das in Ordnung für Sie?"

*-Erklärung des Ablaufs zur besseren Verständlichkeit (viele rechnen bei einem Probetraining nicht mit einem vorangehenden Gespräch)*

**Fr. Müller:** „Ja, das ist in Ordnung."

**Berater:** „Super, dann fangen wir gleich an. Zunächst würde ich gerne von Ihnen wissen, warum Sie überhaupt hier sind. Welches Ziel verfolgen Sie?"

*-Offene Frage um das Hauptziel & Beweggründe herauszufinden*

**Fr. Müller:** „Ich würde gerne abnehmen. Ich bin Mutter von zwei Kindern und seit der Schwangerschaft fühle ich mich nicht mehr wirklich wohl in meinem Körper."

**Berater:** „In Ordnung also haben wir schon einmal ein Ziel. Gibt es noch andere Gründe, die sie zu uns gebracht haben?"

*-Ziel Abnehmen bestätigen; Erarbeitung weiterer Ziele*

**Fr. Müller:** „Nein, eigentlich nicht, sonst geht's mir gut."

**Berater:** „Okay, wir haben jetzt als großes Ziel das Abnehmen. Haben Sie bereits etwas versucht um das Gewicht wieder zu verringern und wie viel wollen Sie abnehmen?"

*-Ziel klar vor Augen führen; anschließend offene Frage zur Selbstwirksamkeit; Frage zur klaren Definition des Ziels*

**Fr. Müller:** „Naja ich habe immer wieder mal eine Diät ausprobiert, aber meistens nicht lange durchgehalten. Ich möchte einfach etwas schlanker werden, vielleicht so 7 Kilo."

**Berater:** „Woran denken Sie, lag es, dass Sie nicht durchgehalten haben?"

*-offene Frage erneut über Selbstwirksamkeit*

**Fr. Müller:** „Seit ich meine Kinder habe, habe ich meine ganze Zeit ihnen gewidmet und mich wenig um mich selbst gekümmert. Sobald etwas dazwischen kam, habe ich aufgegeben."

**Berater:** „Wenn Sie schnell aufgeben, was würden Sie sagen wie wichtig Ihnen die Betreuung ist?"

*-Frage zur Angebotsgestaltung*

**Fr. Müller:** „Schon sehr wichtig, ich möchte ja etwas erreichen und kenn mich selber nicht so gut aus."

**Berater:** „Das ist verständlich. Können Sie mir einmal einen ganz normalen Tag aus Ihrem Leben beschreiben?"

*-offene Frage um herauszufinden, wie der Alltag der Kundin aussieht*

**Fr. Müller:** „Morgens bereite ich Frühstück für meine Kinder vor, dann wecke ich sie und sorge dafür, dass sie sich fertig machen. Wenn meine Kinder frühstücken bereite ich Essen zum Mitnehmen für die beiden vor. Anschließend werden sie in die Schule und in den Kindergarten gebracht und ich fahr weiter in die Arbeit oder zum Einkaufen, je nachdem welcher Tag ist. Da ich Teilzeit angestellt bin muss ich nicht jeden Tag arbeiten. Wenn nicht, erledige ich vormittags alles und koche mittags für die Kinder und meinen Mann. In der Arbeit kaufe ich mir unterwegs etwas zu essen. Abends bereiten wir immer zusammen das Essen vor. Wenn die Kinder im Bett sind, sitzen mein Mann und ich oft noch vor dem Fernseher essen ein paar Snacks."

**Berater:** „Okay, man kann also sagen, dass lediglich mittags und abends essen, oder? Was wäre eine typische Mahlzeit?"

*-erneute Nachfrage um mehr über das Essverhalten zu erfahren*

**Fr. Müller:** „Naja, ich esse oft zwischendurch mal ein Stück Brot oder den Rest meiner Kinder, wenn ich noch Zeit habe. Ansonsten esse ich ziemlich unregelmäßig, da ich in der Arbeit oft mittags nicht viel Zeit habe und erst nach der Arbeit wieder esse. Das Essen muss den Kindern schmecken, mittags gibt es z.B. Nudeln mit Tomatensoße und abends immer Brotzeit."

**Berater:** „Okay, zusammenfassend lässt sich also sagen, dass sie sich unregelmäßig und unausgewogen ernähren, stimmt das?"

*-Suggestivfrage um Problembewusstsein zu schaffen*

**Fr. Müller:** „Das könnte man wohl so sagen, ja."

**Berater:** „Okay falls Sie sich für unser Studio entscheiden, werden wir Sie zusätzlich mit einem Ernährungsplan unterstützen, damit Sie an der Ausgewogenheit Ihres Essens arbeiten können. Was Wäre Ihnen da wichtig?"

*-Zielformulierung nach der SMART-Formel: Spezifisch, Attraktiv*

**Fr. Müller:** „Das wäre ja super! Also wichtig ist eigentlich nur, dass es meinen Kindern und meinem Mann auch schmeckt und es sollte nicht all zu aufwändig sein, zumindest was das Frühstück betrifft, da ich morgens immer so wenig Zeit habe."

**Berater:** „Ich bin mir sicher, dass wir das hinbekommen." *-Bestätigung*

**Fr. Müller**: „Also das wäre echt super!"

**Berater**: „Schön Frau Müller, freut mich, dass wir etwas für Sie finden! Jetzt kümmern wir uns um das Thema Sport. Auf einer Skala von 1-10 wie motiviert sind sie heute mit dem Sport anzufangen? Und welche Schwierigkeiten sehen Sie dabei?"

*-Freude am Helfen zeigen; Frage zur Einordnung im Transtheoretischen Modell; Kosten-Nutzen-Waage*

**Fr. Müller**: „Ich würde mich momentan bei einer 7 einstufen. Ich treibe an sich gerne Sport. Früher habe ich auch regelmäßig Sport getrieben, nur muss ich erst wieder in den Rhythmus hineinfinden. Mir fehlt einfach die Zeit."

**Berater**: „Was würden Sie sagen, wie oft in der Woche könnten Sie ca. eine Stunde für den Sport hergeben? Würde Ihr Mann Sie bei Ihrem Vorhaben unterstützen?"

*-Formulierung nach der SMART-Formel: Messbar; nach sozialer Unterstützung fragen*

**Fr. Müller**: „Ich denke vormittags könnte ich es ein zwei Mal schaffen und abends eigentlich auch, wenn mein Mann Zeit hat bei den Kindern zu bleiben, genauso am Wochenende. Ja mein Mann ist sogar der Grund warum ich hier bin. Er hat mich ermutigt zu kommen, weil ich schon etwas länger jammere."

**Berater**: „Das klingt doch vielversprechend! Das heißt Sie können drei Mal in der Woche zu uns kommen?"

*- Wiederholung des Gesagten um Bewusstsein zu schaffen*

**Fr. Müller**: „Ja das stimmt, das würde gehen."

**Berater**: „Na das ist doch super! Als letztes würde ich gerne noch einen Zeitraum festlegen. Bis wann möchten Sie Ihre 7 Kilogramm abgenommen haben?"

*-Formulierung nach der SMART-Formel: Terminiert, Zeitmarke setzen*

**Fr. Müller**: „Bis nächsten Sommer wäre das schon toll, im Winter kann ich meine Figur immerhin ein bisschen unter der Kleidung verstecken."

**Berater**: „Okay, wir haben jetzt Oktober. Bis nächsten Sommer schaffen wir das auf jeden Fall. Ich fasse noch einmal zusammen: Wir werden Ihnen einen Ernährungsplan schreiben, den Sie in Ihr Familienleben integrieren können. Anschließend bekommen Sie einen Trainingsplan, der genau auf Ihr Ziel angepasst ist und Sie werden drei Mal in der Woche für je eine Stunde zu uns kommen. So werden Sie sich nächsten Sommer wieder in Ihrer Haut wohl fühlen. Wie viel wären Sie bereit dafür zu zahlen?"

*-Zusammenfassen des Gesprächs um mögliche Missverständnisse auszuschließen; Angebotsgestaltung abklären*

**Fr. Müller**: „Da würde ich am liebsten sofort starten! Der Preis steht für mich an zweiter Stelle, aber ungefähr hatte ich mit ca. 60€ im Monat gerechnet."

**Berater:** „Alles klar Frau Müller, dann starten wir doch jetzt mit dem Aufwärmen!"

*-Übergang zum weiteren Verlauf*

# 4 Literaturverzeichnis

Abele, A. E., Stief, M., & Andrä, M. S. (2000). Zur ökonomischen Erfassung beruflicher Selbstwirksamkeitserwartungen - Neukonstruktion einer BSW-Skala. *Zeitschrift für Arbeits- und Organisationspsychologie A&O, 44,* S. S. 145-151.

Busch, P. (2011). *Ökologische Lernpotenziale in Beratung und Therapie.* Wiesbaden: VS Verlag Springer.

Dohnke, B., Müller-Fahrnow, W., & Knäuper, B. (2006). Der Einfluss von Ergebnis- und Selbstwirksamkeitserwartungen auf die Ergebnisse einer Rehabilitation nach Hüftgelenkersatz. *Zeitschrift für Gesundheitspsychologie, 14,* S. 11-20.

Fink, G. (2010). *Stress Science: Neuroendocrinology.* Oxford, UK: Elsevier.

GKV Leitfaden. (25. Juli 2017). Leitfaden Prävention. Von https://www.gkv-spitzenverband.de/krankenversicherung/praevention_selbsthilfe_beratung/praevention_und_bgf/leitfaden_praevention/leitfaden_praevention.jsp abgerufen

Hellbrück, J., & Kals, E. (2012). *Umweltpsychologie.* Osnabrück: Springer VS.

Hinz, A., Schumacher, J., Albani, C., Schmid, G., & Brähler, E. (2006). Bevölkerungsrepräsentative Normierung der Skala zur Allgemeinen Selbstwirksamkeitserwartung. *Zeitschrift für Psychologische Diagnostik und Differentielle Psychologie*(52), S. 26-32.

Keel, P. (2015). *Müdigkeit, Erschöpfung und Schmerzen ohne ersichtlichen Grund.* Basel: Springer.

Knoll, N., Scholz, U., & Rieckmann, N. (2011). *Einführung Gesundheitspsychologie* (2 Ausg.). München: Ernst Reinhardt

Krause, F., & Storch, M. (2006). *Ressourcenorientiert coachen mit dem Zürcher Ressourcen Modell – ZRM.* Abgerufen am 30. September 2018 von http://ww.lernwerkstatt.ch/dateien/zuercher-ressourcen-modell.pdf

Leka, S., Griffiths, A., & Cox, T. (2004). *Protecting Workers' Health Series. Work Organization & Stress.* Abgerufen am 28. September 2018 von http://www.who.int/occupational_health/publications/pwh3rev.pdf

Levesque, D. A., Gelles, R. J., & Velicer, W. F. (April 2000). Development and Validation of a Stages of Change Measure for Men in Batterer Treatment. *Cognitive Therapy and Research, 24*(2), S. S. 175-199.

Maurischat, C. (2001). *Erfassung der "Stages of Change" im Transtheoretischen Modell Prochaska's - eine Bestandsaufnahme.* Freiburg im Breisgau: Unveröffentlichter DFG-Antrag.

Morrison, V., & Bennett, P. (2012). *An introduction to health psychologie* (3 Ausg.). Edinburgh: Pearson.

Pieter, A. (2017). *Studienbrief Psychologie des Gesundheitsverhaltens (rev.19.032.000).* Saarbrücken: Deutsche Hochschule für Prävention und Gesundheit.

Röhner, J., & Schütz, A. (2012). *Psychologie der Kommunikation.* Wiesbaden: Springer VS.

Satow, L. (1999). Zur Bedeutung des Unterrichtsklimas für die Entwicklung schulbezogener Selbstwirksamkeitserwartungen. *Zeitschrift für Entwicklungspsychologie und Pädagogische Psychologie, 31*, S. 171-179.

Schmitz, G. S. (3. März 2000). Zur Struktur und Dynamik der Selbstwirksamkeitserwartung von Lehrern. Ein protektiver Faktor gegen Belastung und Burnout? Freie Universität Berlin, Berlin: Dissertation.

Schneider, J., & Rief, W. (2007). Selbstwirksamkeitserwartungen und Therapieerfolge bei Patienten mit anhaltender somatoformer Schmerzstörung. *Zeitschrift für Klinische Psychologie und Psychotherapie, 36*, S. S. 46-56.

Scholl, W., Lackner, K., & Grieger, K. (2018). Kommunikation als Methode und als Thema im Coaching. In S. Greif, H. Möller, & W. Scholl, *Handbuch Schlüsselkonzepte im Coaching* (S. S. 295-305). Berlin: Springer.

Tanghatar, R. (2012). *Stress - Psychosomatisches Wohlbefinden Erlangen .* Herbolzheim: Centaurus.

TK. (2016a). Umfrage zur persönlichen Stressentwicklung in den vergangenen drei Jahren in Deutschland nach Altersgruppe im Jahr 2016. In *Statista - Das Statistik-Portal.* Zugriff am 3. Oktober 2018, von https://de.statista.com/statistik/daten/studie/647890/umfrage/umfrage-zur-persoenlichen-stressentwicklung-in-deutschland-nach-alter/.

TK. (2016b). Größte Stressfaktoren in Deutschland nach Geschlecht im Jahr 2016. In *Statista - Das Statistik-Portal.* Zugriff am 3. Oktober 2018, von https://de.statista.com/statistik/daten/studie/282578/umfrage/umfrage-zu-den-groessten-stressfaktoren-im-alltag-nach-geschlecht/.

17

TK. (2016c). Umfrage zur Entwicklung des allgemeinen Stresslevels in Deutschland nach Altersgruppe im Jahr 2016. In *Statista - Das Statistik-Portal.* Zugriff am 3. Oktober 2018, von https://de.statista.com/statistik/daten/studie/649732/umfrage/wahrgenommene-aenderung-des-allgemeinen-stresslevels-in-deutschland-nach-alter/.

van Dick, R. (2015). *Stress lass nach ! Wie Gruppen unser Stresserleben beeinflussen.* Frankfurt: Springer Spektrum.

# 5 Abbildungs- und Tabellenverzeichnis

## 5.1 Abbildungsverzeichnis

## 5.2 Tabellenverzeichnis

# BEI GRIN MACHT SICH IHR WISSEN BEZAHLT

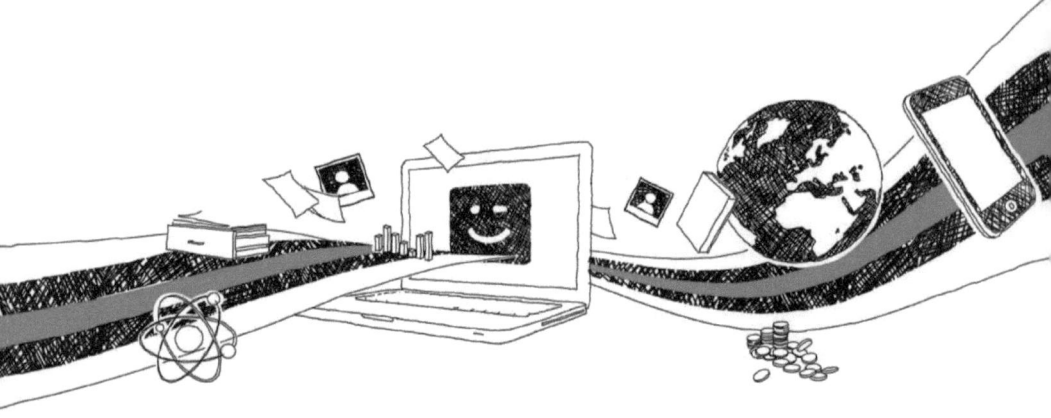

- Wir veröffentlichen Ihre Hausarbeit, Bachelor- und Masterarbeit

- Ihr eigenes eBook und Buch - weltweit in allen wichtigen Shops

- Verdienen Sie an jedem Verkauf

## Jetzt bei www.GRIN.com hochladen und kostenlos publizieren

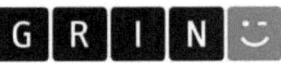